BEI GRIN MACHT SICH IHR
WISSEN BEZAHLT

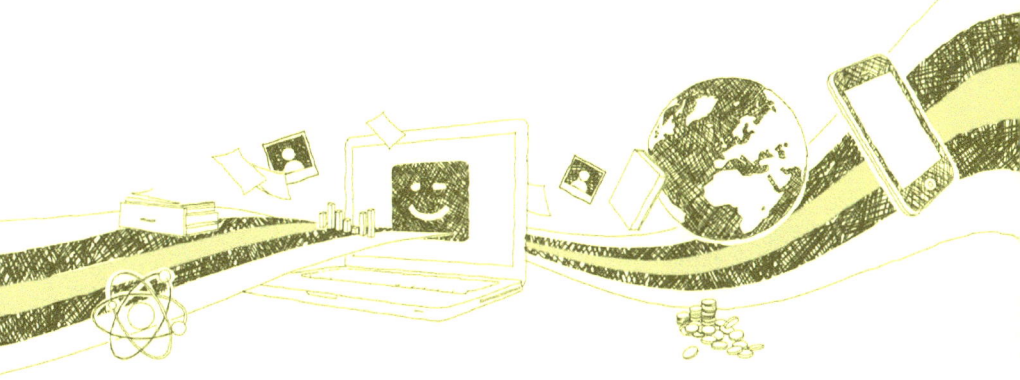

- Wir veröffentlichen Ihre Hausarbeit,
  Bachelor- und Masterarbeit

- Ihr eigenes eBook und Buch -
  weltweit in allen wichtigen Shops

- Verdienen Sie an jedem Verkauf

Jetzt bei www.GRIN.com hochladen
und kostenlos publizieren

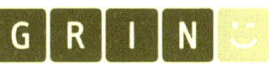

Sven Eichler

Die Realisation von Inklusion bei psychisch erkrankten Menschen in einer geschützten Werkstatt

GRIN Verlag

Bibliografische Information der Deutschen Nationalbibliothek:

Die Deutsche Bibliothek verzeichnet diese Publikation in der Deutschen National-
bibliografie; detaillierte bibliografische Daten sind im Internet über http://dnb.d-
nb.de/ abrufbar.

Impressum:

Copyright © 2014 GRIN Verlag GmbH
Druck und Bindung: Books on Demand GmbH, Norderstedt Germany
ISBN: 978-3-656-88649-5

Dieses Buch bei GRIN:

http://www.grin.com/de/e-book/288271/die-realisation-von-inklusion-bei-psychisch-
erkrankten-menschen-in-einer

GRIN - Your knowledge has value

Der GRIN Verlag publiziert seit 1998 wissenschaftliche Arbeiten von Studenten, Hochschullehrern und anderen Akademikern als eBook und gedrucktes Buch. Die Verlagswebsite www.grin.com ist die ideale Plattform zur Veröffentlichung von Hausarbeiten, Abschlussarbeiten, wissenschaftlichen Aufsätzen, Dissertationen und Fachbüchern.

Besuchen Sie uns im Internet:

http://www.grin.com/

http://www.facebook.com/grincom

http://www.twitter.com/grin_com

DIPLOMA – HOCHSCHULE

University of Applied Sciences

Fachbereich Medizinalfachberufe

Modul Gesundheitspolitik – BHA

Hausarbeit

THEMA

Die Wirksamkeit der Realisation von Inklusion bei psychisch erkrankten Menschen in einer geschützten Werkstatt

Sven Eichler

Inhaltsverzeichnis

1 Einleitung

In dem Übereinkommen der Vereinten Nationen über die Rechte von Menschen mit Behinderungen sind deren Rechte in Bezug auf Teilhabe und Inklusion in der Gesellschaft festgelegt worden. Dieses Übereinkommen trat am 3. Mai 2008 in Kraft und wurde bereits am 30. März 2007 von der Bundesrepublik Deutschland unterzeichnet.

Die Vertragsstaaten erkennen an, dass Menschen mit Behinderungen gleichberechtigt an der Gesellschaft teilhaben (Art.19) und die Möglichkeit haben müssen, ein Höchstmaß an Unabhängigkeit, sowie die volle Einbeziehung in alle Aspekte des Lebens zu erreichen und zu bewahren (Art.26). Sie haben das gleiche Recht auf Arbeit, insbesondere das Recht auf die Möglichkeit, den Lebensunterhalt durch Arbeit zu verdienen (Art.27).[1]

Werkstätten sind geschützte Einrichtungen zur beruflichen Rehabilitation. Sie schaffen Voraussetzungen und Strukturen, um Menschen mit Behinderungen die Teilhabe am Arbeitsleben zu ermöglichen, wenn auch in einem geschützten Umfeld.[2] Das Ziel der Teilhabe am Arbeitsmarkt allein reicht jedoch nicht aus, um Inklusion zu erreichen, vielmehr müssen individuelle Bedürfnisse, Umweltfaktoren, Freiheit und Rechtssicherheit sowie der Einbezug in die Gesellschaft mit berücksichtigt werden. Die Inklusion behinderter Menschen ist im Sinne der UN-Behindertenrechtskonvention ein erklärtes Ziel der Bundesrepublik Deutschland, weshalb die Aufgaben der Werkstätten und ihr gesetzlicher Auftrag notwendiger denn je sind.

Inklusion ist in meinem Tätigkeitsfeld ein immer wiederkehrender Begriff und erklärte Aufgabe einer Werkstatt, in welcher psychisch behinderte Menschen tätig sind. Bei meiner Recherche vorhandener Literatur[3] war immer wieder erkennbar, dass die Teilhabe am Arbeitsleben und Inklusion Zielvorgaben sind, die sich größtenteils auf die Gesellschaft und den allgemeinen Arbeitsmarkt beziehen. Werkstätten haben den Auftrag, diese Zielvorgaben zu erfüllen, jedoch ist nicht klar erkennbar, welche Position eine

---

[1] Vgl. Bundesgesetzblatt Jahrgang 2008 Teil II, Nr. 35, S. 1433, S. 1439-1440, unter: www.un.org/Depts/german/uebereinkommen/ar61106-dbgbl.pdf (abgerufen 02.06.2014).
[2] Vgl. BAG WfbM, Perspektive Mensch, Kernpunkte für die Weiterentwicklung von Werkstätten, 2014, S. 4-5, unter: http://www.bagwfbm.de/publications (abgerufen 03.06.2014).
[3] Die vorhandene Literatur zum Thema Inklusion und Teilhabe ist sehr umfangreich, daher bezog sich die Recherche auf einen Teil Literatur und hat keinen Anspruch auf Vollständigkeit.

Werkstatt im Sinne der Inklusion einnimmt. Wann und wo beginnt Inklusion? Sind Werkstätten als „vorinklusive" Einrichtungen zu betrachten, oder findet Inklusion dort schon statt? Sind Werkstätten Bestandteil des Arbeitsmarktes? Diese Unklarheiten haben mein Interesse geweckt und mich dazu bewogen, mich näher mit diesem Thema auseinanderzusetzen.

Ziel dieser Arbeit ist anhand einer geschützten Werkstatt, in der psychisch erkrankte Menschen tätig sind, die Realisierbarkeit der Inklusion zu betrachten. Zentrale Frage dabei ist, ob diese Werkstatt die dafür nötigen Vorrausetzungen erfüllt und somit eine geeignete Einrichtung für Inklusion ist.

Zu Beginn meiner Arbeit werden einige Begrifflichkeiten wie beispielsweise Inklusion und Behinderung betrachtet, da in der vorhandenen Literatur keine klaren Definitionen oder einheitliche Aussagen zu finden sind.

Im Anschluss werde ich auf die beiden Bereiche der beruflichen Rehabilitation und die Teilhabe am Arbeitsmarkt von psychisch erkrankten Menschen in einer geschützten Werkstatt und deren Wirksamkeit eingehen, da dies die Hauptaufgaben jener Einrichtung sind, mit dem Wissen, dass im Rahmen dieser Arbeit nur ein Teilaspekt von Inklusion betrachtet werden kann.

2 Begriffsdefinition

Um die Vorraussetzungen einer geschützten Werkstatt zur beruflichen Rehabilitation und zur Teilhabe am Arbeitsleben näher zu untersuchen ist es notwendig, einige Begrifflichkeiten zu erläutern. Besonders der Begriff „Inklusion" wird in der Literatur sehr unterschiedlich ausgelegt. H. Balz et al. kommen zu dem Ergebnis, es sei keineswegs klar, ob unter Inklusion immer Ähnliches verstanden werde. Die Gefahr bestehe, dass sich der Begriff der Inklusion zu einem Modewort ohne klaren inneren Bedeutungskern entwickle.[4]

---

[4] Vgl. Balz, H. et al., Soziale Inklusion, Grundlagen, Strategien und Projekte in der sozialen Arbeit, VS Verlag für Sozialwissenschaften / Springer Fachmedien, Wiesbaden 2012, S. 2.

2.1 Inklusion / Exklusion

Zur Annäherung an den Begriff „Inklusion" scheint es mir hilfreich, zunächst den Begriff „Exklusion" zu erläutern. Laut Terfloth werden mittels des Exklusionsbegriffes vorrangig soziale Selektionsprozesse sowie deren Ergebnisse beschrieben, wie z.b. der Verlust von Teilhabechancen[5]. Zesewitz und Tauch benennen mit Bezug auf Kronauer drei Ebenen der Exklusion:

- Ausschluss am Arbeitsmarkt
- Auflösung sozialer Bindungen
- Verlust von sozialen Teilhabemöglichkeiten[6]

Die Notwendigkeit von Inklusion entsteht dann, wenn Exklusion in bestimmten oder mindestens einem System oder einer Ebene besteht. Inklusion beschreibt demnach einen Zustand, in dem keine Person auf Grund von Unterschiedlichkeit, Beeinträchtigung oder Behinderung von gesellschaftlichen Bereichen ausgeschlossen ist. Wie für alle anderen Menschen besteht somit auch für Menschen mit psychischen Erkrankungen das Recht auf uneingeschränkte Teilhabe an allen gesellschaftlichen Möglichkeiten, demnach auch das Recht auf Teilhabe am Arbeitsleben.

2.2 Geschütze Werkstatt

Eine geschützte Werkstatt[7] ist eine Einrichtung zur beruflichen Rehabilitation mit dem vorrangigen Ziel, Menschen mit Behinderungen die Teilhabe am Arbeitsleben zu ermöglichen. Die berufliche Rehabilitation beinhaltet laut der BAG-WfbM[8] neben der persönlichen und beruflichen Bildung die Steigerung oder Wiedererlangung der Leistungsfähigkeit der Werkstattbeschäftigten. Die Werkstatt verpflichtet sich, grundsätzlich

---

[5] Vgl. Terfloth K., Exklusion, Online Text, 2013, Verfügbar unter http://www.inklusion-lexikon.de/Exklusion_Terfloth.php (abgerufen 06.06.2014).
[6] Vgl. Zesewitz C. und Tauch M.: Exklusion, Augsburg 2006, Universität Augsburg, Referat, Lehrstuhl für Soziologie, unter: http://www.philso.uni-augsburg.de/lehrstuehle/soziologie/sozio1/medienverzeichnis/Bosancic/SU_HO_Exklusion.pdf (abgerufen 06.06.2014).
[7] In der Literatur auch als Werkstatt für behinderte Menschen (WfbM) benannt.
[8] Bundesarbeitsgemeinschaft Werkstätten für behinderte Menschen e.V.

jedem behinderten Menschen eine Arbeits- und Beschäftigungsmöglichkeit zu bieten.[9] Sie stellt nach Ablauf des Berufsbildungsbereichs[10] jedem Werkstattbeschäftigten[11] einen geschützten Dauerarbeitsplatz zur Verfügung, wenn dieser Beschäftigte innerhalb von 27 Monaten nicht auf dem allgemeinen Arbeitsmarkt vermittelt werden konnte. Die berufliche Rehabilitation in einer Werkstatt endet, wenn die betreffende Person einer Beschäftigung auf dem allgemeinen Arbeitsmarkt im Sinne einer sozialversicherungspflichtigen oder geringfügigen Beschäftigung nachgeht. Hier können im Anschluss weitere Maßnahmen zur Begleitung und Stabilisierung durch andere Einrichtungen, wie zum Beispiel durch den Integrationsfachdienst (IFD) erfolgen, auf die ich in dieser Arbeit nicht weiter eingehen werde.

2.3 Behinderte und schwerbehinderte Menschen

Zugang zu einer geschützten Werkstatt haben Menschen, die wegen Art und Schwere ihrer Behinderungen nicht oder noch nicht auf dem allgemeinen Arbeitsmarkt tätig sein können.[12] Gemäß dem SGB IX sind Menschen behindert, „[…] wenn ihre körperliche Funktion, geistige Fähigkeit oder seelische Gesundheit mit hoher Wahrscheinlichkeit länger als sechs Monate von dem für das Lebensalter typischen Zustand abweichen und daher ihre Teilhabe am Leben in der Gesellschaft beeinträchtigt ist. Sie sind von Behinderung bedroht, wenn die Beeinträchtigung zu erwarten ist."[13]

Innerhalb der Gruppe von Menschen mit Behinderungen besteht eine Teilgruppe von Menschen mit einer anerkannten Schwerbehinderung. Eine Schwerbehinderung liegt vor, wenn ein Grad der Behinderung (GdB) von mindestens 50 festgestellt wird. Damit verbunden sind zusätzliche Rechte und Leistungen, welche im zweiten Teil des SGB IX geregelt sind. Personen mit einem GdB von 30 haben das Recht auf Gleichstellung schwerbehinderter Menschen, wenn sie infolge ihrer Behinderung ohne die Gleichstel-

---

[9] Vgl. BAG WfbM, Perspektive Mensch, Kernpunkte für die Weiterentwicklung von Werkstätten, 2014, S. 6, unter: http://www.bagwfbm.de/publications (abgerufen 06.06.2014).

[10] Der Berufsbildungsbereich inklusive Eingangsverfahren erstreckt sich in der Regel über 27 Monate.

[11] Im folgenden Text werden bei Personenbezeichnungen wegen der besseren Lesbarkeit nur die männlichen Personen genannt; sie werden als Gattungsbegriffe verstanden und schließen die weiblichen Personen mit ein.

[12] Vgl. Bundesministerium für Arbeit und Soziales, Referat Information, Publikation, Redaktion, Bonn, Ratgeber für Menschen mit Behinderung, Ausgabe 2010, S. 51.

[13] SGB IX § 2 Absatz 1 in der Fassung vom 19.06.2001, geändert durch das Gesetz vom 14.12.2012 (BGBl. I S. 2598).

4

lung einen geeigneten Arbeitsplatz im Sinne § 73 nicht erlangen oder nicht behalten können.[14]

3 Geschützte Werkstatt für psychisch erkrankte Menschen

Die Werkstatt ist gesetzlich dazu verpflichtet, Menschen mit psychischen Erkrankungen, die wegen Art und Schwere ihrer Behinderung keiner Beschäftigung auf dem allgemeinen Arbeitsmarkt nachgehen können, die Teilhabe am Arbeitsleben zu ermöglichen. Sie steht allen Menschen, unabhängig von Art und Schwere der Behinderung offen, sofern erwartet werden kann, dass sie spätestens nach Teilnahme an Maßnahmen im Berufsbildungsbereich ein Mindestmaß an wirtschaftlich verwertbarer Arbeitsleistung erbringen können.[15]

3.1 Teilhabe am Arbeitsleben in einer Werkstatt

Im Eingangsverfahren soll festgestellt werden, ob die Werkstatt die geeignete Einrichtung für die Teilhabe am Arbeitsleben ist und welche Bereiche, Arbeitsfelder und Beschäftigungsmöglichkeiten in Betracht kommen.[16] In diesem Zeitraum wird entschieden, ob der Werkstattbeschäftigte direkt im Berufsbildungsbereich oder unter Berücksichtigung der persönlichen Wünsche und Neigungen in einem Arbeitsbereich der Werkstatt aufgenommen wird, sofern schon berufliche Erfahrungen oder entsprechende Fähigkeiten vorhanden sind. Letztere sind sehr individuell und unterschiedlich in der Ausprägung. Das Spektrum der vorhandenen Erfahrungen und Fähigkeiten reicht von langjähriger Berufserfahrung und abgeschlossenem Studium bis hin zu keinem Schulabschluss und nicht vorhandenen Arbeitsmarkterfahrungen.

Aufgabe des Berufsbildungsbereiches ist es, Werkstattbeschäftigte in ihrer persönlichen Entwicklung zu fördern, berufliche und lebenspraktische Fähigkeiten zu entwickeln und auf geeignete Tätigkeiten im Arbeitsbereich der Werkstatt oder auf dem allgemeinen Arbeitsmarkt vorzubereiten.[17]

---

[14] Vgl. SGB IX § 2 Absatz 3.
[15] Vgl. SGB IX § 136 Absatz 2.
[16] Vgl. Bundesagentur für Arbeit, HEGA 06 / 2010, S. 3.
[17] Vgl. Bundesagentur für Arbeit, HEGA 06 / 2010, S. 2.

Alle Beschäftigten befinden sich nach der Aufnahme in die Werkstatt in speziell auf diesen Personenkreis ausgerichteten Bereichen, in denen psychisch Erkrankte weiteren Menschen mit sehr ähnlichen Krankheitserfahrungen und Einschränkungen begegnen. Dies wird von Seiten der Beschäftigten größtenteils als positiv bewertet, da sie untereinander auf Verständnis und Akzeptanz stoßen. Die Teilhabe am Arbeitsleben findet unter geschützten Bedingungen statt, bei denen kaum direkte Berührungspunkte zum allgemeinen Arbeitsmarkt bestehen, obwohl die Werkstatt Aufträge aus der freien Wirtschaft generiert oder die erzeugten Eigenprodukte selbst vermarktet. Externe Aufträge werden i. d. R. von den Gruppenleitern akquiriert, angenommen und verteilt. Die Werkstattbeschäftigten beteiligen sich im Rahmen ihrer Leistungsfähigkeit an der Produktion, die Auftragsabwicklung mit den Kunden erfolgt ohne Beteiligung der Beschäftigten.

Die Werkstättenverordnung schreibt die Ausstattung und Beschaffenheit der Arbeitsplätze vor. Sie sind der Art gestaltet, dass sie denen auf dem allgemeinen Arbeitsmarkt entsprechen, damit die Beschäftigten in die Lage versetzt werden, wirtschaftlich verwertbare Arbeitsergebnisse erzielen zu können.[18] Häufig ist die Ausstattung jedoch veraltet, wodurch der geforderte Qualitätsstandard nicht immer erfüllt werden kann.

Aus dem Arbeitsergebnis der Werkstatt wird an die Beschäftigten im Arbeitsbereich[19] ein Arbeitsentgelt gezalt, das sich aus dem Ausbildungsgeld und einem leistungsangemessenen Steigerungsbetrag zusammensetzt. Dabei bemisst sich der Steigerungsbetrag an der individuellen Arbeitsleistung, insbesondere unter Berücksichtigung von Arbeitsmenge und Arbeitsgüte.[20] Demnach steht den Werkstattbeschäftigten im ersten Jahr ein Ausbildungsgeld in Höhe von 63 Euro, danach 75 Euro pro Monat zur Verfügung.[21] Hinzu kommt der Steigerungsbetrag, der sich aus ca. 70% des Arbeitsergebnisses berechnet.[22] Ein unterhaltssicherndes Arbeitsentgelt, welches im Artikel 27 der UN-Behindertenrechtskonvention geregelt ist, wird somit nicht erreicht. Die finanzielle Grundabsicherung findet im Ausbildungsgeld keine Berücksichtigung, da der Gesetzgeber davon ausgeht, dass in anderer Form für den Lebensunterhalt des Auszubildenden

---

[18] Vgl. Werkstättenverordnung §5 Absatz 2 in der Fassung vom 13.08.1980, geändert durch das Gesetz vom 22.12.2012 (BGBl. I S. 2959).
[19] Der Arbeitsbereich schließt sich nach dem Eingangsverfahren (ca. 3 Monate) dem Berufsbildungsbereich (ca. 24 Monate) an.
[20] Vgl. SGB IX § 138 Absatz 2.
[21] Vgl. SGB III § 125.
[22] Vgl. Werkstättenverordnung § 12 Absatz 5.

gesorgt ist. Dazu zählen zum Beispiel Erwerbsminderungsrente oder Renten von Berufsgenossenschaften wegen einer anerkannten Berufskrankheit. Der Gesetzgeber beruft sich bei der Bedarfsermittlung auf den Personenkreis der Auszubildenden, ein näherer Bezug zu erkrankten und behinderten Menschen wird nicht vorgenommen.[23]

Die Beschäftigten verrichten ihrer Leistungsfähigkeit entsprechend sinnvolle und wirtschaftlich verwertbare Arbeit, jedoch ohne nennenswerten Kontakt zum allgemeinen Arbeitsmarkt, da Aufträge und Produktion nur sehr eingeschränkt unter arbeitsmarktähnlichen Bedingungen stattfinden. Sie werden auf das Werkstattklientel zugeschnitten und passend abgewandelt, die Dauer der Auftragsabwicklung entspricht selten vergleichbaren Situationen des allgemeinen Arbeitsmarktes.

Die Arbeitszeiten sollen sich an den üblichen Bedingungen des allgemeinen Arbeitsmarktes orientieren. Laut Werkstättenverordnung hat die Werkstatt sicherzustellen, dass behinderte Menschen sowohl im Berufsbildungsbereich als auch im Arbeitsbereich wenigstens 35 und höchsten 40 Stunden wöchentlich beschäftigt werden, wobei einzelnen Personen eine geringere Beschäftigungszeit zu ermöglichen ist, wenn es wegen Art und Schwere der Behinderung notwendig erscheint.[24] Bei psychisch erkrankten Menschen führt die eingeschränkte Belastungsfähigkeit, selbst bei sehr niederschwelligen Arbeitsaufträgen im geschützten Rahmen dieser Werkstatt, nur selten zu einer wöchentlichen Arbeitszeit von mehr als 25 Stunden.

3.2 Berufliche Bildung /Qualifizierung

Wesentliche Bestandteile der beruflichen Rehabilitation stellen die berufliche Bildung und die berufliche Qualifizierung dar. Die berufliche Rehabilitation soll durch Bildung und Kompetenzentwicklung zur Beschäftigungsfähigkeit in einer dienstleistungs- und wissensorientierten Arbeitswelt beitragen.[25] Wie bereits im Kapitel 2.2 beschrieben, beinhaltet die berufliche Rehabilitation laut der BAG-WfbM neben der persönlichen und beruflichen Bildung die Steigerung oder Wiedererlangung der Leistungsfähigkeit

---

[23] Vgl. § 125 SGB III BaföG Aktuell, Förderungen und Finanzen, Ausbildungsgeld bei Maßnahmen in Behindertenwerkstätten, unter: http://www.bafoeg-aktuell.de/karriere/ausbildungsgeld.html#Hoehe (abgerufen 09.06.2014).
[24] Vgl. Werkstättenverordnung §6.
[25] Vgl. RehaFutur, Deutsche Akademie für Rehabilitation e.V., Stellungnahme der wissenschaftlichen Fachgruppe RehaFutur zur Zukunft der beruflichen Rehabilitation in Deutschland, Bonn 2009, S. 98 unter: http://www.rehafutur.de/index.php?id=30 (abgerufen 14.06.2014).

der Werkstattbeschäftigten. Beide Aspekte, berufliche Bildung und Steigerung bzw. Wiederherstellung der Leistungsfähigkeit werden nicht getrennt voneinander betrachtet. Vielmehr bauen diese aufeinander auf oder ergänzen sich. Um Menschen mit psychischen Erkrankungen für den Arbeitsmarkt zu qualifizieren, erfordert es je nach Eignung und Fähigkeiten einen individuellen Förderplan. Diesem Auftrag kann die Werkstatt nur bedingt nachkommen. Einerseits nimmt die Wiederherstellung oder Steigerung der Arbeitsfähigkeit einen sehr umfangreichen Förderbedarf ein. Andererseits ist es psychisch erkrankten Werkstattbeschäftigten mit geringer Arbeitsmarkterfahrung oder geringer Schulbildung in der Regel kaum möglich, ausreichend qualifizierende Maßnahmen zu durchlaufen, damit eine Vermittlung auf dem allgemeinen Arbeitsmarkt stattfinden kann. Eine geschützte Werkstatt ist keine Einrichtung im Sinne einer Ausbildungseinrichtung, in der anerkannte Qualifizierungen und Berufsabschlüsse erlangt oder Umschulungsmaßnahmen durchgeführt werden können. Der zeitliche Rahmen im Berufsbildungsbereich ist auf 24 Monate begrenzt. In dieser Zeit werden berufsvorbereitende Module und die Belastungsfähigkeit steigernde Maßnahmen angeboten, die lediglich der Vermittlung von arbeitsmarktrelevanten Grundkenntnissen und Fähigkeiten dienen können. Die berufliche Rehabilitation und somit auch die berufliche Qualifikation kann nicht auf den Zeitraum des Berufsbildungsbereiches beschränkt werden, hier ist ein wesentlich längerer Zeitraum erforderlich. Lediglich ein geringer Teil der Werkstattbeschäftigten kann von den zusätzlichen Qualifizierungsangeboten der Werkstatt profitieren, um eine Wiedereingliederung in den Arbeitsmarkt zu erreichen. Bei diesen Personen handelt es sich hauptsächlich um Menschen, die entweder während ihrer Berufstätigkeit psychisch erkrankt sind oder zuvor über eine gute bis sehr gute Ausbildung verfügt haben. Auch Hilmert beschreibt mit Bezug auf Shavit und Müller[26] den Übergang in den Arbeitsmarkt als im hohen Maße qualifikationsgebunden.[27]

In der folgenden Tabelle sind Auszüge aus der Jahresstatistik der untersuchten Werkstatt mit psychisch erkrankten Menschen aufgeführt. Es handelt sich hier um eine klei-

[26] Vgl. Shavit Y., Müller W. (Hg), From school to work. A comparative study of educational qualifications and occupational destinations. Oxford: Clarendon Press, 1998.
[27] Vgl. Hilmert S., Soziale Inklusion und Exklusion: die Rolle von Bildung, In: Stichweh R. und Windolf P. (Hrsg.): Inklusion und Exklusion: Analysen zur Sozialstruktur und sozialen Ungleichheit, VS Verlag für Sozialwissenschaften / GWV Fachverlage GmbH, Wiesbaden 2009, S. 87.

nere Werkstatt, die sich in einem Werkstattverbund[28] befindet, worin die relativ geringe Anzahl der Werkstattbeschäftigten begründet liegt.

In dem Zeitraum vom 01.04.2013 bis 01.04.2014 waren in dieser geschützten Werkstatt 95 Menschen mit psychischen Erkrankungen beschäftigt. Der Anteil der Beschäftigten mit einem anerkannten Berufsabschluss lag bei ca. 39 %. Von den Personen, die externe Praktika absolvierten oder sich auf ausgelagerten Arbeitsplätzen befanden, hatte nur ein Beschäftigter keine Berufsausbildung sowie keine Arbeitsmarkterfahrung. Von den drei Beschäftigten, die auf eigenen Wunsch die Werkstatt verließen, haben zwei Personen eine geringfügige Beschäftigung auf den allgemeinen Arbeitsmarkt aufgenommen. Beide verfügten bereits über einen Berufsabschluss.

Tabelle 1: Jahresstatistik 2013 - 2014[29]

Zeitraum 04.13 bis 04.14	Anzahl der Beschäftigten	Mit Berufs-abschluss	Ohne Berufs-abschluss
Beschäftigte in der Werkstatt	95	37	58
Ausgelagerter Arbeitsplatz	9	8	1
Externes Praktikum	8	7	1
Ausbildungs-platz	1	1	0
Austritt aus der Werkstatt	3	2	1
Geringfügige Beschäftigung	2	2	0
Austritt ohne Beschäftigung	1	0	1

---

[28] Vgl. Werkstättenverordnung § 7.
[29] Eigene erstellte Übersicht als Auszug aus der Jahresstatistik der untersuchten Werkstatt.

Diese Übersicht zeigt, welchen Stellenwert berufliche Qualifikation und berufliche Bildung haben und wie problematisch sich die Umsetzung der beruflichen Rehabilitation bei psychisch erkrankten Menschen in einer geschützten Werkstatt gestaltet. Auch Kubeck stellt fest, „[…] dass nur ein bestimmter Personenkreis überhaupt für weitergehende Integrationsbemühungen in Frage kommt."[30] Kubeck kommt zu dem Schluss, dass die berufliche Teilhabe auf dem ersten Arbeitsmarkt eher die Ausnahme darstellt. Die Feststellung, dass einerseits die Personengruppe mit psychischer Behinderung meist über eine abgeschlossene Berufsausbildung verfügt und somit eine formale Qualifikation für den ersten Arbeitsmarkt i. d. R. vorhanden ist und andererseits diese Personengruppe in vielen Fällen bereits auf dem allgemeinen Arbeitsmarkt tätig war[31], trifft in dem hier untersuchten Fall nicht zu.

3.3 Praktika und ausgelagerte Arbeitsplätze

Neben den Angeboten zur beruflichen Bildung und für Qualifikationsmaßnahmen, welche den Übergang auf den allgemeinen Arbeitsmarkt erleichtern sollen, sind Betriebspraktika weitere wichtige Maßnahmen, um eine Leistungserprobung unter arbeitsmarktähnlichen Bedingungen durchzuführen. Ausgelagerte Arbeitsplätze werden in Betrieben und Unternehmen eingerichtet und dienen dem Übergang in den allgemeinen Arbeitsmarkt sowie als dauerhaft ausgelagerte Plätze. Hauptsächlich handelt es sich dabei um eigens eingerichtete „Nischenarbeitsplätze". Dies sind i. d. R. neue, zusätzlich eingerichtete Arbeitsplätze, die auf die Fähigkeiten und Fertigkeiten des behinderten Menschen ausgerichtet sind, der dort arbeiten möchte. Die Leistungsanforderungen werden dem Leistungsvermögen entsprechend angepasst.[32] Dabei bleibt der Werkstattbeschäftigte in der Zuständigkeit der Werkstatt. Der Betrieb zahlt während der Dauer der Beschäftigung einen verhandelbaren, leistungsbezogenen Betrag an die Werkstatt. In wie weit der Werkstattbeschäftigte davon finanziell profitiert, ist nicht eindeutig geregelt und regional unterschiedlich. Das Entgelt orientiert sich an dem bisherigen Werkstatt-

---

[30] Kubeck V., Humanität beruflicher Teilhabe im Zeichen der Inklusion, Kriterien für die Qualität der Beschäftigung von Menschen mit Behinderungen, VS Verlag für Sozialwissenschaften / Springer Fachmedien, Wiesbaden 2012, S. 62.
[31] Vgl. ebd., S. 51.
[32] Vgl. impulse- Schwerpunkt Nischenarbeitsplätze, Fachzeitschrift der Bundesarbeitsgemeinschaft für Unterstützte Beschäftigung, Ausgabe 39, 2006, S. 13.

lohn und fällt geringfügig höher aus. Jedoch lässt sich feststellen, dass ein unterhaltssicherndes Einkommen auch durch einen ausgelagerten Arbeitsplatz nicht gewährleistet werden kann. Selbst wenn hier die Teilhabe am Arbeitsleben im Sinne der Inklusion erfüllt wird, stellt auch Cramer fest, dass die Arbeit nicht die Existenz der Werkstattbeschäftigten sichert, sondern sie in einer staatlich gewollten Taschengeldsituation belässt.[33]

3.4 Übergang zum allgemeinen Arbeitsmarkt

Der Übergang von einem ausgelagerten Arbeitsplatz in eine sozialversicherungspflichtige Tätigkeit ist bei psychisch erkrankten Menschen oftmals schwierig. Da in den meisten Fällen auch nach einer mehrjährigen Beschäftigung auf einem externen Arbeitsplatz eine verminderte Leistungsfähigkeit des Beschäftigten besteht, sind nur wenige Betriebe bereit, diese Person fest einzustellen. Bis auf wenige Ausnahmen zahlen Arbeitgeber vorzugsweise eher die Ausgleichsabgabe an das Integrationsamt, als sich der Verantwortung für die Beschäftigung Behinderter zu stellen. Arbeitgeber, die einen Werkstattbeschäftigten einstellen wollen, fordern i. d. R. einen Minderleistungszuschuss vom Intergrationsamt. Diese Ausgleichszahlung wird jedoch nur bei Personen mit einer anerkannten Schwerbehinderung oder deren Gleichstellung gezahlt. Werkstattbeschäftigte ohne den Status von Schwerbehinderung müssten zuvor ein Feststellungsverfahren nach dem Schwerbehindertenrecht beim Landesamt für soziale Dienste beantragen und gegebenenfalls zusätzlich einen Antrag auf Gleichstellung Schwerbehinderter bei der Agentur für Arbeit stellen, falls der Feststellungsbescheid einen Grad der Behinderung unter 50 ausweist. Dies steht oft im Widerspruch zur Erreichung der Teilhabe am Arbeitsleben im Sinne der Inklusion. Haben Beschäftigte ihre Leistungsfähigkeit innerhalb einer geschützten Werkstatt soweit steigern können, dass sie einer Beschäftigung auf dem allgemeinem Arbeitsmarkt nachgehen könnten, müssen sie zuvor eine anerkannte Schwerbehinderung beantragen, damit ein nahtloser Übergang aus der Werkstatt in den allgemeinen Arbeitsmarkt gelingen kann. Es kommt daher nicht selten vor, dass psychisch erkrankte Menschen eher auf dem ausgelagerten Arbeitsplatz und somit in der

---

[33] Vgl. Kasper, C.M., Was ist Werkstattarbeit? Was heißt angepasste Arbeit?, in: Mosen G., Scheibner U. (Hrsg.), Arbeit-Erwerbsarbeit-Werkstattarbeit, Frankfurt a. M. 2003, S.23.

Zuständigkeit der Werkstatt verbleiben, als den Schritt über eine anerkannte Schwerbehinderung in den allgemeinen Arbeitsmarkt zu gehen.

3.5 Arbeitsbereich der Werkstatt

Der überwiegende Teil der Werkstattbeschäftigten verbleibt nach dem Berufsbildungsbereich in der Werkstatt und wechselt in die jeweiligen Arbeitsbereiche. Hier werden Aufträge aus dem allgemeinen Arbeitsmarkt akquiriert. Wie bereits im Kapitel 3.1 beschrieben, findet die Teilhabe am Arbeitsleben unter geschützten Bedingungen statt, bei denen kaum direkte Berührungspunkte zum allgemeinen Arbeitsmarkt bestehen. Die Produktionsaufträge werden entsprechend den Fähigkeiten und Fertigkeiten der Werkstattbeschäftigten auf- und zugeteilt, wodurch die Bearbeitungszeit oftmals ein Vielfaches der üblichen Auftragsabwicklung beträgt. Dennoch können nicht alle Werkstattbeschäftigten an diesen Auftragsarbeiten mitwirken, da einige Beschäftigte nicht oder noch nicht über die dafür nötigen Anforderungen verfügen und mit wesentlich leichteren Tätigkeiten versorgt werden müssen. Terminierte Aufträge können bei den Beschäftigten zu einer erhöhten Ausfallquote durch krankheitsbedingte Abwesenheit führen, wodurch die zeitliche Einhaltung der Auftragserledigung in Gefahr gerät und die Gruppenleiter selbst aktiv an der Auftragsbearbeitung tätig werden müssen.

Werkstattbeschäftigte gehen ihrer Tätigkeit in den Arbeitsbereichen unter Ausschluss von nichterkrankten und nicht behinderten Menschen nach. Es besteht zu einem gewissen Grad die Teilhabe am Arbeitsleben, jedoch nicht unter realen Arbeitsmarktbedingungen. Die Werkstattbeschäftigen bleiben unter sich, sie sind selektiert und abgeschottet von der realen Arbeitswelt.

4 Zusammenfassung und Fazit

Ziel der vorliegenden Arbeit war anhand einer geschützten Werkstatt mit psychisch erkrankten Menschen die Realisierbarkeit von Inklusion näher zu betrachten. Dabei stellte sich heraus, dass allein der Begriff der Inklusion sehr vielseitig in seiner Bedeutung ausgelegt werden kann. Eine klare Richtung der Entwicklung lässt sich jedoch erkennen, wenn es um Teilhabe am Arbeitsleben und an der Gesellschaft geht. Werkstatt-beschäftigte müssen tiefgreifender und umfassender in die reale Arbeitswelt eingebunden werden.

Eine geschützte Werkstatt hat einen hohen Stellenwert in der Förderung von arbeitsbezogenen Kompetenzen und zur Erlangung oder Wiedererlangung der Leistungsfähigkeit von Werkstattbeschäftigten, da es kaum alternative Angebote für psychisch erkrankte Menschen gibt. Die Werkstatt ist eine Einrichtung, die sich auf behinderte Menschen und deren Handicaps spezialisiert hat. Sie hat zwei Schwerpunkte, zum einen bietet sie für diesen Personenkreis Arbeits- und Beschäftigungsmöglichkeiten und zum anderen hat sie den Auftrag, neben der persönlichen Bildung eine berufliche Qualifikation anzubieten. Beiden Handlungsfeldern kann eine Werkstatt jedoch kaum gerecht werden. Eine wirksame Realisation von Inklusion ist nur in Ansätzen erkennbar. Auch wenn Aufträge aus und für den allgemeinen Arbeitsmarkt generiert werden, stellen diese kaum einen realen Bezug zur Arbeitswelt dar. Werkstattbeschäftigte haben nur einen sehr begrenzten Kontakt zum allgemeinen Arbeitsmarkt. Sie befinden sich in einer Einrichtung, in der sie unter sich bleiben. Die Arbeitsangebote sind sehr niederschwellig und haben eher den Charakter einer sinnvollen Beschäftigung als eine reale Teilhabe am Arbeitsleben. Der Anteil an Beschäftigten auf Praktikums- und ausgelagerten Arbeitsplätzen ist sehr gering. Ein unterhaltssicherndes Arbeitsentgelt kann dadurch nicht erreicht werden.

Berufliche Bildung ist ein zweiter zentraler Punkt, wenn der Übergang auf den allgemeinen Arbeitsmarkt gelingen soll. Die angebotenen Qualifizierungsmaßnahmen reichen bei weitem nicht aus, psychisch erkrankte Menschen auf den Arbeitsmarkt vorzubereiten. Dies kann nur geschehen, wenn sich die Werkstatt dem Arbeitsmarkt öffnet, wenn Qualifizierungsmaßnahmen in Betrieben und Unternehmen stattfinden und Arbeit als Medium für eine berufliche Bildung genutzt werden kann.

Eine Werkstatt für psychisch erkrankte Menschen ist zum einen keine inklusive Einrichtung und zum anderen wurde auch deutlich, dass die Werkstatt unter den gegebenen Umständen nur unzureichend eine Teilhabe am Arbeitsleben im Sinne der Inklusion erreichen kann.

4.1 Weiterer Forschungsbedarf

Der umfassende Begriff der Inklusion muss konkretisiert und öffentlich thematisiert werden, wenn sich Politik, Gesellschaft und Arbeitsmarkt damit auseinandersetzen wollen. Durch Gesetze und staatenübergreifende Abkommen sind die ersten wichtigen Schritte für die Teilhabe behinderter Menschen eingeleitet worden. Wie die Zielvorgaben in der Gesellschaft und vor allem in Betrieben und Unternehmen umgesetzt werden können, ist kaum klar erforscht und definiert worden. Die geschützte Werkstatt muss sich einem Wandlungsprozess unterziehen. Um ihrem Auftrag besser gerecht werden zu können, sind vorab weitreichende Untersuchungen erforderlich. Die Frage, wie eine bessere berufliche Bildung und Qualifizierung von behinderten Menschen erreicht werden kann, ist ebenso wichtig, wie die Frage nach einer besseren Platzierung von geschützten Werkstätten in der Arbeitswelt. Eine weitere Frage ist, ob sich die Werkstatt beiden Schwerpunkten, Bildung und Teilhabe am Arbeitsleben, überhaupt stellen kann oder stellen sollte. Und letztlich stellt sich mir die kritische Frage, ob Inklusion und geschützte Werkstatt in einem Zusammenhang gesehen werden dürfen, oder wird von dem Inklusionsbegriff, wie er zur Zeit interpretiert wird, nicht zu viel erwartet?

5 Literaturverzeichnis

BAG WfbM (2014), Perspektive Mensch, Kernpunkte für die Weiterentwicklung von Werkstätten, S. 4-5, unter: http://www.bagwfbm.de/publications, 03.06.2014.

Balz H. J.,Benz B., Kuhlmann C. (Hrsg.) (2012), Soziale Inklusion – Grundlagen, Strategien und Projekte in der Sozialen Arbeit, VS Verlag für Sozialwissenschaften / Springer Fachmedien, Wiesbaden, S. 2.

Bundesministerium für Arbeit und Soziales (2010), Referat Information, Publikation, Redaktion, Bonn, Ratgeber für Menschen mit Behinderung, S. 51.

Hilmert S., Soziale Inklusion und Exklusion: Die Rolle von Bildung, In: Stichweh R. und Windolf P. (Hrsg.) (2009) Inklusion und Exklusion: Analysen zur Sozialstruktur und sozialen Ungleichheit, VS Verlag für Sozialwissenschaften / GWV Fachverlage GmbH, Wiesbaden, S. 87.

Impulse - Schwerpunkt Nischenarbeitsplätze, Fachzeitschrift der Bundesarbeitsgemeinschaft für Unterstützte Beschäftigung, Ausgabe 39, 2006, S. 13.

Kasper C.M. (2003) Was ist Werkstattarbeit? Was heißt angepasste Arbeit? in: Mosen G., Scheibner U. (Hrsg.), Arbeit-Erwerbsarbeit-Werkstattarbeit, Frankfurt a. M., S. 23.

Kubeck V. (2012) Humanität beruflicher Teilhabe im Zeichen der Inklusion, Kriterien für die Qualität der Beschäftigung von Menschen mit Behinderungen, VS Verlag für Sozialwissenschaften / Springer Fachmedien, Wiesbaden, S. 51-62.

RehaFutur, Deutsche Akademie für Rehabilitation e.V. (2009), Stellungnahme der wissenschaftlichen Fachgruppe RehaFutur zur Zukunft der beruflichen Rehabilitation in Deutschland, Bonn, S. 98 unter: http://www.rehafutur.de/index.php?id=30, 14.06.2014.

SGB III § 125 BaföG Aktuell, Förderungen und Finanzen, Ausbildungsgeld bei Maßnahmen in Behindertenwerkstätten, unter: http://www.bafoeg-aktuell.de/karriere/ausbildungsgeld.html#Hoehe, 09.06.2014.

SGB IX § 136 Absatz 2 in der Fassung vom 19.06.2001, geändert durch das Gesetz vom 14.12.2012 (BGBl. I S. 2598).

Shavit Y, Müller W. (Hrsg.) (1998) From school to work. A comparative study of educational qualifications and occupational destinations. Oxford: Clarendon Press.

Terfloth K., (2013) Exklusion, Online Text, 2013, unter: http://www.inklusion-lexikon.de/Exklusion_Terfloth.php, 06.06.2014.

Werkstättenverordnung in der Fassung vom 13.08.1980, geändert durch das Gesetz vom 22.12.2012 (BGBl. I S. 2959).

Zesewitz C., Tauch M. (2006), Exklusion, Universität Augsburg, Referat, Lehrstuhl für Soziologie, Augsburg, unter: http://www.philso.uni-augsburg.de/lehrstuehle/soziologie/sozio1/medienverzeichnis/Bosancic/SU_HO_Exklusion.pdf, 06.06.2014.

6 Tabellenverzeichnis